BEI GRIN MACHT SICH IHR
WISSEN BEZAHLT

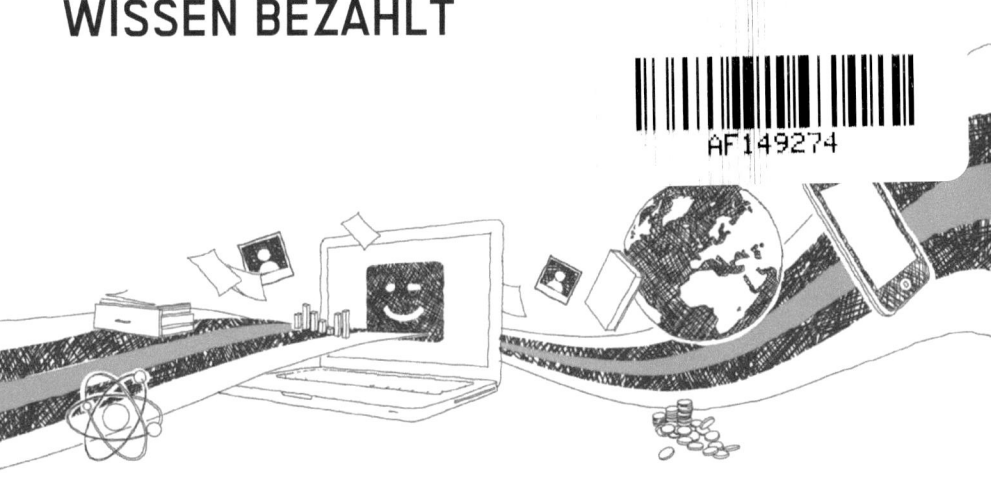

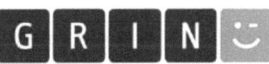

Bibliografische Information der Deutschen Nationalbibliothek:

Die Deutsche Bibliothek verzeichnet diese Publikation in der Deutschen National-
bibliografie; detaillierte bibliografische Daten sind im Internet über http://dnb.d-
nb.de/ abrufbar.

Impressum:

Copyright © 2015 GRIN Verlag, Open Publishing GmbH
Druck und Bindung: Books on Demand GmbH, Norderstedt Germany
ISBN: 978-3-668-20617-5

Dieses Buch bei GRIN:

http://www.grin.com/de/e-book/319460/praevention-und-gesundheitsfoerderung-
durch-ergotherapie-die-ausbildung

Teresa Stöbe

Prävention und Gesundheitsförderung durch Ergotherapie. Die Ausbildung zwischen Anspruch und Realität

GRIN Verlag

DIPLOMA - HOCHSCHULE

University of Applied Sciences

Studiengang Medizinalfachberufe

Hausarbeit im Fach Gesundheitspolitik

Präventives Arbeiten in der Ergotherapie - Zwischen Anspruch und Realität in der Ausbildung

vorgelegt von: Stöbe, Teresa

Bearbeitungszeit: 8 Wochen

Abgabe am: 18. Juli 2015

Präventives Arbeiten in der Ergotherapie - zwischen Anspruch und Realität in der Ausbildung

1. Einleitung

Im Rahmen meiner Hausarbeit möchte ich mich mit dem aktuellen Stand der Ergotherapie im Arbeitsbereich der Prävention beschäftigen. Des Weiteren interessiert mich der Weg dorthin - die schulische Ausbildung mit ihrer Schwerpunktsetzung in den verschiedenen Themengebieten, die unterrichtet werden. Als Ergotherapeutin arbeite ich selbst seit 5 Jahren schwerpunktmäßig mit Patientengruppen in der Prävention. Ich arbeite in diesem Bereich nach dem Konzept der Salutogenese (Gesundheitsentstehung), welches im Verlauf dieser Arbeit noch näher beschrieben wird. Es ist grundlegend für die Prävention. In den Bereichen Primärprävention und Gesundheitsförderung konnte ich in den letzten Jahren auch eine zunehmende Offensive des Deutschen Verbandes der Ergotherapeuten e. V. (DVE) beobachten. Die gültige Ausbildungs- und Prüfungsverordnung für Ergotherapeuten (APrV) aus dem Jahr 2000 gibt den Lehrenden an den Berufsfachschulen theoretisch in fast jedem Fach - zeitlich und inhaltlich - die Möglichkeit, präventive Inhalte zu unterrichten.

Im Gegensatz jedoch steht dazu die momentane Praxis der Ausbildung sowie eine klare Dominanz des Arbeitsbereiches der Kuration, in dem die meisten Ergotherapeuten tätig sind. Durch das Auseinandersetzen mit dem sächsischen Lehrplan der Ergotherapeutenausbildung, den ich hier beispielhaft wählte, sowie durch eigene Ausbildungs- und Berufserfahrungen kann festgestellt werden, dass der Bereich der Prävention - zeitlich und inhaltlich - eine geringe Bedeutung hat. Obwohl er viel Arbeitspotential für Ergotherapeuten zu bieten hat. Aus der eigenen Ausbildungszeit heraus kann gesagt werden, dass gesetzliche Rahmenbedingungen der Prävention gelehrt wurden. Das Konzept der Salutogenese wurde als wichtige und aktuelle Theorie nur oberflächlich behandelt. Zusammenfassend: der Unterricht fand auf der Wissensebene statt, ein Transfer hin zur Praxis gelang nicht. Bei den Bereichen Primärprävention und Gesundheitsförderung handelt es sich allerdings noch nicht um etablierte Bereiche der Ergotherapie, in denen die Therapeuten allgemein bekannte und auch akzeptierte Mitwirkende sind. Dafür müssen als Grundlage auch spezielle Kompetenzen in der Ausbildung entwickelt werden. Nur dann kann es perspektivisch gelingen, dass die Ergotherapie in diesem Bereich Fuß fassen kann. Momentan müssen Ergotherapeuten, um präventiv tätig werden zu können, noch zeit- und kostenintensive Weiterbildungen besuchen, um beispielsweise eine Kursleiterlizenz für Autogenes Training zu bekommen. Doch nicht jedem Ergotherapeuten ist das aus verschiedenen Gründen möglich, an solchen Weiterbildungen teilzunehmen. Folgende Fragestellung ergab sich daraus für mich: Ist die Ergotherapie geeignet, um im Bereich der Prävention mitzuwirken? Und ich stelle folgende Hypothese auf: Durch ihre Wirkannahmen und zugrunde liegenden Modelle ist die Ergotherapie geeignet, um im Bereich der Prävention eigenständig mitzuwirken. Als Unterhypothese stelle ich zur Haupthypothese auf: Die Ausbildungsschwerpunkte müssen deutlich mehr Im Bereich der Salutogenese gesetzt werden, um die Pathogenese (Krankheitsentstehung) in den Hintergrund zu stellen. Das Ziel meiner Arbeit besteht darin, die inhaltliche Verbindung zwischen der Ergotherapie und der Prävention aufzuzeigen. Im ersten Teil der Arbeit werden die Hintergründe und entscheidende Begrifflichkeiten vorgestellt. Der zweite Teil enthält das Aufzeigen der Verbindung zwischen der Ergotherapie und der Prävention. Es folgen eine Zusammenfassung sowie ein Blick in die Zukunft der deutschen Ergotherapie im Bereich der Präventionsarbeit.

2. Hintergrund

2.1 Definition von Prävention und Gesundheitsförderung

Der Begriff der Prävention umfasst sowohl Maßnahmen zur Krankheitsverhinderung und Krankheitsfrüherkennung als auch Maßnahmen der Rehabilitation. "Prävention versucht, durch gezielte Interventionsmaßnahmen das Auftreten von Krankheiten oder unerwünschten physischen und psychischen Zuständen weniger wahrscheinlich zu machen bzw. zu verhindern oder zumindest zu verzögern." (Thapa-Görder/Rottenecker, 2010, 34) Präventive Maßnahmen werden 1. nach dem Zeitpunkt der Intervention in Primär-, Sekundär-, und Tertiärprävention, 2. nach dem Ziel in Verhaltens- und Verhältnisprävention und 3. nach der Strategie und dem Aktionsfeld eingeteilt. Aufgrund des hier zu behandelnden Themas wird sich im Rahmen dieser Arbeit auf die Erläuterung der Primärprävention beschränkt. Diese setzt vor dem Eintreten einer Krankheit ein und zielt darauf ab, eine Erkrankung im Voraus zu verhindern. Die Primärprävention richtet sich an Risikogruppen, Gesunde und Personen ohne Krankheitssymptome. Als momentan gängige Beispiele können (schulische) Maßnahmen zur gesunden Ernährung, Bewegungsprogramme oder Erlernen von Entspannungsverfahren zur Stressbewältigung genannt werden.

Auf der ersten internationalen Konferenz der Weltgesundheitsorganisation (WHO) zur Gesundheitsförderung wurde 1986 die Ottawa-Charta fest geschrieben. Diese hat bis heute ihre Bedeutung und definiert Gesundheitsförderung folgendermaßen: "Gesundheitsförderung zielt auf einen Prozess, allen Menschen ein höheres Maß an Selbstbestimmung über ihre Gesundheit zu ermöglichen und sie damit zur Stärkung ihrer Gesundheit zu befähigen. Um ein umfassendes körperliches, seelisches und soziales Wohlbefinden zu erlangen, ist es notwendig, dass sowohl einzelne als auch Gruppen ihre Bedürfnisse befriedigen, ihre Wünsche und Hoffnungen wahrnehmen und verwirklichen sowie ihre Umwelt meistern beziehungsweise verändern können. [...]. Die Verantwortung für Gesundheitsförderung liegt deshalb nicht nur bei dem Gesundheitssektor, sondern bei allen Politikbereichen und zielt über die Entwicklung gesünderer Lebensweisen hinaus auf die Förderung von umfassenden Wohlbefinden hin." (Ottawa - Charta der WHO zur Gesundheitsförderung, 1986)

2.2 Gesundheitsverhalten, Lebensstil und Lebensqualität

Auf die oben genannten Definitionen aufbauend wird sich im Folgenden drei weiteren und damit einhergehenden Bereichen gewidmet. Beim Gesundheitsverhalten von Menschen wird nach heutigem Verständnis davon ausgegangen, dass es sich um ein komplexes Geschehen, um einen Prozess, handelt. Es dient dazu, Krankheit zu verhindern oder zu entdecken. Das Gesundheitsverhalten ist Teil der Lebensweise beziehungsweise des Lebensstils eines Menschen. Maßgeblich mitbestimmende Faktoren für das Gesundheitsverhalten sind die individuelle Sozialisation (Einordnung des (heranwachsenden) Menschen in die Gesellschaft) und die daraus entstehenden Gewohnheiten, die sich bilden. Zu nennen sind alltägliche Routinen wie beispielsweise die Haushaltsführung, das Freizeitverhalten und andere. Entscheidend sind auch individuelle Muster von sozialen Beziehungen, die eigene Zeiteinteilung für Aktivitäten im Alltag oder die allgemeinen Möglichkeiten von (Gesundheits-) Angeboten. "Es handelt sich dabei um stabile Verhaltensmuster, die wenig reflektiert werden können und oft stark veränderungsresistent sind. Sie sind zudem Anpassungsleistungen an Lebens- und Arbeitsbedingungen, sichern nicht zuletzt die (Peer-) Gruppenzugehörigkeit und sind damit bedeutend für die Identitätsbildung und das seelische Gleichgewicht." (Thapa-Görder/Rottenecker, 2010, 29)

Daraus folgend lässt sich der Lebensstil eines Menschen, der als ein Prozess zu verstehen ist, definieren als "Gesamtheit normativer Orientierungen und Handlungsstrukturen, die im Verlauf seiner Biografie in der kontinuierlichen Auseinandersetzung zwischen ihm als Subjekt und seiner gesellschaftlichen und natürlichen Umwelt entwickelt wird. In der individuellen Lebensweise sind in unterschiedlicher Ausprägung immer die kollektiven Lebensweisen seiner Bezugsgruppe enthalten. Das Konzept der Lebensweisen oder Lebensstile bildet damit die Nahtstelle zwischen strukturellen und personalen Aspekten menschlichen Handelns. Einzelaspekte gesundheits- oder krankheitsrelevanten Verhaltens sind daher ohne Beachtung und Verständnis der Kontextfaktoren weder verstehbar noch isoliert veränderbar." (Thapa-Görder/Rottenecker, 2010, 29)

Das Gesundheitsverhalten und der Lebensstil eines Menschen bestimmen maßgeblich seine gesundheitsbezogene Lebensqualität. Heutzutage, mit zunehmender Lebenserwartung, stellen chronische und degenerative Erkrankungen das größte Spektrum aller Erkrankungen dar. Daraus ergibt sich die grundlegende Frage, ob und wie sich diese Erkrankungen auf die Lebensqualität eines Menschen auswirken. Demnach wird die Qualität der gewonnenen Lebensjahre eines Menschen immer mehr in den Mittelpunkt des Interesses rücken. Nicht nur medizinische Kriterien sondern auch die subjektive Betrachtungsweise eines Menschen ist ein wichtiger Maßstab für die Beurteilung der Lebensqualität und auch der Qualität von medizinischen, therapeutischen und pflegerischen Leistungen. Der Begriff Lebensqualität ist schwer definierbar und ist eher ein Sammelbegriff. Er steht für die Summe aller Elemente, die Zufriedenheit und Glück eines Menschen bestimmen. Die WHO definiert diesen Begriff folgendermaßen: "Lebensqualität ist die individuelle Wahrnehmung der eigenen Lebenssituation im Kontext der jeweiligen Kultur und des jeweiligen Wertesystems und in Bezug auf die eigenen Ziele, Erwartungen, Beurteilungsmaßstäbe und Interessen." (Thapa-Görder/Rottenecker, 2010, 32)

Die Bundeszentrale für gesundheitliche Aufklärung (BZgA) benennt 2006 folgende Merkmale für gesundheitsbezogene Lebensqualität:

1. Lebensqualität ist eine subjektive Kategorie.

2. Lebensqualität umfasst verschiedene Dimensionen wie:

- körperliche Verfassung (z. B. körperliche Beschwerden, funktionale Ausdauer und Energie, Mobilität)
- psychisches Befinden (Ausgeglichenheit, Abwesenheit von Depressionen, Ängstlichkeit, Reizbarkeit)
- soziale Bedingungen (Art und Anzahl sozialer Kontakte, zwischenmenschliche Beziehungen)
- funktionale Kompetenz (d. h. die Fähigkeit, den Rollenanforderungen im Alltag gerecht zu werden, Konzentration, Leistungsfähigkeit)

3. Lebensqualität bezieht sowohl positive als auch negative Dimensionen ein und muss die diesbezügliche individuelle Wahrnehmung enthalten.

2.3 Lebenskompetenzförderung

Weiterführend wird der Begriff Lebenskompetenz vorgestellt, der im engen Zusammenhang mit der Lebensqualität steht. Der Kompetenzbegriff hat die Bedeutung von "fähig sein zu etwas". "Er beschreibt damit die Fähigkeit des Menschen, erworbene Fertigkeiten und soziale

Regeln sowie Wissensbestände sach- und situationsgerecht sowie zum richtigen Zeitpunkt zum Erreichen eines z. B. gesundheitsbezogenen Ziels einzusetzen". (Thapa-Görder/ Rottenecker, 2010, 33)

Im Sinne der WHO sind Menschen lebenskompetent, die

- sich selbst kennen und mögen,
- empathisch sind,
- kritisch und kreativ denken,
- kommunizieren und Beziehungen führen können,
- durchdachte Entscheidungen treffen,
- erfolgreich Probleme lösen,
- und Gefühle und Stress bewältigen können.

Die Lebenskompetenzförderung zielt demnach auf den einzelnen Menschen ab, nicht auf den Kontext, in dem er sich befindet. Die Kompetenzen, die gefördert werden, sollen einer konstruktiven Bewältigung von Aufgaben und Belastungen, wie sie entwicklungsbedingt im Leben auftreten können, dienen. Als Beispiel kann ein Statusübergang im Leben, wie der Renteneinstieg genannt werden. Zwei Formen der Kompetenzförderung können grundlegend unterschieden werden:

1. die Förderung beim Aufbau noch nicht vorhandener Kompetenzen, oder

2. die Förderung zweitweise verlorengegangener Gesundheits- und Lebenskompetenzen.

Grundsätzlich sollen die Ziele von Fördermaßnahmen immer die Förderung der Eigenkompetenz des Menschen beinhalten. Es soll eine Kontrolle über die eigene Gesundheit und auch ein positives Erleben der eigenen Kompetenzen entstehen.

2.4 Gesundheit und Krankheit

Zum Begriff Gesundheit lässt sich nur schwer eine einheitliche Definition finden, da jede Wissenschaft ihn anders begründet und der Zustand der Gesundheit stark subjektiv ist. Am bekanntesten ist auch noch heutzutage die Definition der WHO von 1946: "Gesundheit ist ein Zustand des vollständigen körperlichen, geistigen und sozialen Wohlbefindens und nicht nur die Abwesenheit von Krankheit und Gebrechen." Diese Definition wurde häufig diskutiert und hauptsächlich wurde an ihr kritisiert, dass sie zu statisch beziehungsweise zu unflexibel sei. Der deutsche Gesundheitswissenschaftler Klaus Hurrelmann definierte 2007 den Begriff folgendermaßen: "Gesundheit ist das Stadium des Gleichgewichts von Risikofaktoren und Schutzfaktoren, das eintritt, wenn einem Menschen eine Bewältigung sowohl der inneren

7

(körperlichen und psychischen) als auch äußeren (sozialen und materiellen) Anforderungen gelingt. Gesundheit ist ein Stadium, das einem Menschen Wohlbefinden und Lebensfreude vermittelt."

Hurrelmann definierte weiter den Begriff Krankheit: "Krankheit ist ein Ungleichgewicht von Risiko- und Schutzfaktoren. Es tritt ein, wenn einem Menschen die Bewältigung sowohl der inneren als auch der äußeren Anforderungen nicht gelingt. Krankheit ist ein Stadium, das den Menschen in seinem Wohlbefinden und seiner Lebensfreude beeinträchtigt." (Thapa-Görder/Rottenecker, 2010, 21)

Die beiden Definitionen nehmen den Inhalt der momentanen Diskussion über die Definition von Gesundheit und Krankheit auf. Durch die Begriffe Gleichgewicht und Ungleichgewicht werden Gesundheit und Krankheit als etwas ineinander Übergehendes, als ein Kontinuum beschrieben. Gesundheit und Krankheit können sich gleichzeitig in einem Menschen befinden. Die damit verbundene Betonung von Ressourcen (Schutzfaktoren) und die Fähigkeit, dieses Gleichgewicht aktiv und selbstständig herzustellen, spiegelt gleichzeitig die Wirkannahmen und Modelle der Ergotherapie wider. Jeder Mensch steht im Leben immer wieder vor Anpassungsprozessen und mit Hilfe des eigenen Tuns (Betätigung) kann er mit seiner Umwelt interagieren und sich anpassen. Alle Anpassungsprozesse zielen unter anderem auf das eigene Wohlbefinden und, damit verbunden, auf die Gesundheit ab. Sie sind also durch die Betätigung vom Menschen dynamisch.

3 Grundlegende Gedanken zum präventiven Arbeiten und zur Ergotherapie

3.1 Das gesundheitswissenschaftliche Konzept der Salutogenese

In den Gesundheitswissenschaften gibt es heutzutage eine Vielzahl von Konzepten für die Prävention und Gesundheitsförderung. Viele beziehen sich auf das bekannteste Modell, das der Salutogenese von Aaron Antonovsky (1923 - 1994). Das Modell der Salutogenese hat eine zentrale Bedeutung in der Prävention und Gesundheitsförderung. Es geht grundlegend davon aus, dass die eigene Handlungsfähigkeit eines Menschen für ihn positiv und demnach ein wichtiges Element von Gesundheit ist. Auch Entwickler anderer Konzepte zur Prävention und Gesundheitsförderung gehen von dieser Grundannahme aus. Ausgehend von diesen Konzepten wurden dann gesundheitsfördernde Programme erstellt, die die Lebensqualität sowie die Kompetenzförderung beim Menschen in den Vordergrund stellen.

Aaron Antonovsky war ein amerikanischer Professor der Soziologie. Er sah sowohl Gesundheit als auch Krankheit als normale Bestandteile des Lebens an. Er ging davon aus, dass ein Mensch nicht entweder gesund oder krank sei, vielmehr bewege sich der Mensch stets zwi-

8

schen den beiden Polen Gesundheit und Krankheit auf einem Kontinuum. Es seien also Bewegungen in beide Richtungen möglich, Antonovsky definiert Gesundheit als einen Prozess und nicht als einen Zustand. "Diese salutogene Sichtweise ist vor allem von Bedeutung, wenn Gesundheit nicht als statischer Zustand verstanden wird, sondern als dynamisches Gleichgewicht zwischen physischen, psychischen und sozialen Schutz- und Abwehrmechanismen des Organismus und potenziell krank machenden Einflüssen der physikalischen, biologischen und sozialen Umwelt. Das heißt, Gesundheit muss immer wieder neu hergestellt werden." (Thapa-Görder/Rottenecker, 2010, 43) Die Salutogenese gehört heutzutage zu den einflussreichsten Grundannahmen in den Gesundheitswissenschaften. Auch auf die permanent andauernde Diskussion zur Definition von Gesundheit und Krankheit hat sie Einfluss. "Das Modell der Salutogenese untersucht - im Gegensatz zur Pathogenese - personale und lebensweltliche Faktoren, die zur Erhaltung von Gesundheit beitragen. Ihr Hauptkennzeichen ist die direkte Frage nach den Entstehungs- und Erhaltensbedingungen von Gesundheit. Entgegen der Frage nach den Risikofaktoren als den potenziellen Ursachen und damit der pathogenetischen (krankheitsorientierten) Sichtweise wird durch die salutogenetische Perspektive eine präventionsorientierte Sichtweise von Gesundheit eingenommen." (Thapa-Görder/Rottenecker, 2010, 43f.)

Alle potenziellen Risikofaktoren bzw. Stressoren, die auf einen Menschen einwirken, sieht Antonovsky als wesentliche Faktoren jedes menschlichen Lebens an. Seiner Ansicht nach sei es für die Gesundheit entscheidend, wie und ob ein Mensch diese bewältigen und wie man dadurch die eigenen Widerstandskräfte (Schutzfaktoren) vermehren könne. Als Weiterentwicklung des Modells der Salutogenese entwickelte Antonovsky auf der Theorie des Copings (Bewältigung von Lebensanforderungen) sein Modell des Kohärenzsinns. Er versteht den Kohärenzsinn eines Menschen als seine Grundeinstellung gegenüber seines eigenen Lebens und der Welt. Diese Grundeinstellung zeigt sich laut Antonovsky auf drei Ebenen. 1) ein Mensch ist in der Lage, alle Stimuli, die im Laufe des Lebens auf ihn treffen, zu strukturieren und zu verstehen, 2) ein Mensch hat ausreichende Ressourcen, um seinen Lebensanforderungen gerecht zu werden und 3) ein Mensch erlebt dieses Anforderungen als sinnvoll und empfindet sein Engagement, diese zu bewältigen als lohnenswert.

Zusammenfassend stellt das Modell der Salutogenese einen Menschen in seiner Gesamtheit und mit seinen Ressourcen in den Mittelpunkt des Interesses. Mögliche Ressourcen können individuelle Bedingungen im Menschen, wie Charaktereigenschaften, bestimmte erworbene Fertigkeiten, Interessen oder die eigene Lebensgeschichte, sein. Eine Ressource von außen kommend kann die Umwelt sein, in der er lebt. Aus dem salutogenetischen Denken hat sich im Gesundheitswesen ein Paradigmenwechsel entwickelt, was die Sichtweise auf Krankheit und Gesundheit betrifft. Es erweiterte die gesamte Diskussion um die Definitionen dieser beiden Begriffe.

3.2 Die Ausbildung und Wirkannahmen der Ergotherapie

Momentan gibt es in der Berufspraxis der Ergotherapeuten noch kein eigenständiges Handlungsfeld "Prävention und Gesundheitsförderung". Die deutsche Ergotherapie ist innerhalb der Medizinalfachberufe noch ein eher junger Beruf. Die erste Schule für Beschäftigungstherapeuten (seit 1988 als Ergotherapeuten benannt) wurde 1953 gegründet. Aktuell gibt es in Deutschland ca. 180 ausbildende Berufsfachschulen mit einer jährlichen Absolventenanzahl von 4.500 Ergotherapeuten. Die Zahl der Berufsfachschulen und auch die jährliche Absolventenanzahl ist im europäischen Vergleich beispiellos hoch. Des Weiteren verläuft in fast allen anderen europäischen Ländern die Ausbildung zum Ergotherapeuten auf Hochschulebene (FH). Ein Bachelorabschluss wird als Berufsqualifizierung erreicht. Auch ein Masterstudium mit nachfolgender Möglichkeit zur Promotion wird in einigen Ländern bereits angeboten. In Deutschland befindet sich die Akademisierung der Ergotherapie noch im Aufbau. Ausbildungs- bzw. berufsbegleitende Studiengänge gibt es bereits.

Im Jahr 2000 trat für die Ergotherapie eine neue, bis heute gültige Ausbildungs- und Prüfungsverordnung (APrV) in Kraft. In dieser wurden die sozialwissenschaftlichen Ausbildungsinhalte gestärkt und die speziellen ergotherapeutischen Behandlungsverfahren bekamen eine wichtigere Rolle. Die APrV sieht als Mindestanforderung 4.400 Ausbildungsstunden vor, davon sind 2.700 Stunden Theorie und Fachpraxis und 1.700 Stunden praktische Ausbildung. Ein Teil des Unterrichts (500 Stunden) ist weiterhin eine Ausbildung in diversen handwerklichen Techniken, die ergotherapeutischen Mittel. Jedes Mittel wird mit 100 Stunden gelehrt. Das Fach "Prävention und Rehabilitation" wurde 2000 neu in die APrV aufgenommen und umfasst nur 40 Stunden. Es sollen unter anderem "Theoretische Grundlagen der Prävention und praktische Anwendung" und "Einsatz ergotherapeutischer Verfahren in der Prävention; praktische Anwendung" unterrichtet werden. Als Beispiel wurde im Rahmen dieser Arbeit der sächsische Lehrplan näher betrachtet: Von den 40 vorgegebenen Stunden sind 8 Stunden für theoretische Grundlagen vorgesehen, in denen sowohl Prävention als auch Rehabilitation Thema sein sollen. In dieser kurzen Zeit sollen die Auszubildenden außerdem eine Verknüpfung mit den ergotherapeutischen Verfahren und ihren bisherigen Praxiserfahrungen herstellen. Zusammenfassend ist zum sächsischen Lehrplan zu sagen, dass er weitgehend den kranken Menschen in den Mittelpunkt stellt. Die gesundheitswissenschaftliche Perspektive sollte für die Zukunft noch deutlich verstärkt werden. Des Weiteren stehen laut der APrV im Lehrplan 200 Stunden für die Lehrenden zur freien Verteilung zur Verfügung. Ein Teil dieser Stunden könnte beispielsweise für den Bereich der Prävention genutzt werden. In meiner eigenen Ausbildung, die ich auch in Sachsen absolvierte, wurden die Stunden allerdings für andere Bereiche genutzt.

Die Wirkannahmen spiegeln sich in der aktuellen Definition der Ergotherapie von 2007 des DVE wider: "Ergotherapie unterstützt und begleitet Menschen jeden Alters, die in ihrer Handlungsfähigkeit eingeschränkt oder von Einschränkung bedroht sind. Ziel ist, bei der Durchführung für sie bedeutungsvoller Betätigungen in den Bereichen Selbstversorgung, Produktivität und Freizeit in ihrer persönlichen Umwelt zu stärken. Hierbei dienen spezifische Aktivitäten, Umweltanpassung und Beratung dazu, dem Menschen Handlungsfähigkeit im Alltag, gesellschaftliche Teilhabe und eine Verbesserung seiner Lebensqualität zu ermöglichen."

Die Pädagogin Prof. Ursula Walkenhorst arbeitete 2008 unter anderem folgende Merkmale der heutigen Ergotherapie heraus:

- "die Dualität der funktionellen und der lebens- / arbeitsweltbezogenen Ausrichtung des Berufsbildes,
- der damit einhergehende Diskurs der Ergotherapie zwischen den Disziplinen der Medizin (und einer damit einhergehenden naturwissenschaftlichen Ausrichtung) und den Sozialwissenschaften,
- der Stellenwert handwerklicher Materialien in der Ergotherapie,
- die Bedeutung von Aktivität bzw. Betätigung für die Erhaltung und Stabilisierung der Gesundheit [...]." (Thapa-Görder/Rottenecker, 2010, 57)

Seit den 1990er - Jahren wächst die Forderung nach den Belegen für die Wirksamkeit der Ergotherapie. Durch die Auseinandersetzung mit diesem Thema beginnt die Professionalisierung der deutschen Ergotherapie. Es wurde die Entwicklung der angloamerikanischen Länder hierzulande aufgenommen, in denen seit den 1980er - Jahren an den Universitäten ergotherapeutische Praxismodelle entwickelt wurden. Diese lösten sich vom medizinisch - kausalen Denken und begründeten unter Bezug auf sozialwissenschaftliche Erkenntnisse ein eigenes Selbstverständnis.

3.3 Ergotherapeutische Modelle und der Betätigungsbegriff

Durch eine allgemeine Systematisierung der Ergotherapie wurde nun begonnen, den gemeinsamen Gegenstand der Ergotherapie zu diskutieren und deutlich zu bestimmen. Verschiedene ergotherapeutische Modelle sind darauffolgend entstanden. Beispielhaft sind das "Modell der menschlichen Betätigung - MOHO" und das "Kanadische Modell der Betätigungsperformanz - CMOP" zu nennen. Zu diesen Modellen wurden jeweils Assessments (englisch für Bewertung, Einschätzung) zur Diagnostik und Bewertung im Therapieprozess entwickelt. Im deutschsprachigen Raum gibt es bisher nur ein Praxismodell, das Bieler - Modell. Im Zentrum der Betrachtung aller ergotherapeutischen Praxismodelle stehen der Mensch und sein Verhalten - nicht die ergotherapeutische Behandlung an sich. Die medizinische Pathologie ist nur noch ein Teilaspekt. Es interessieren vielmehr das sich gegenseitig bedingende Zusammenspiel zwischen körperlicher Funktion, das Ausführen von Rollen von Menschen, Interessen, sozialer und materieller Umwelt. Des Weiteren rücken die bedeutungsvolle Betätigung sowie die Lebensbereiche Selbstversorgung, Produktivität (Berufsleben), und Freizeit in den Mittelpunkt. Alle ergotherapeutischen Praxismodelle betonen die Grundannahmen, dass es einen Zusammenhang zwischen Betätigung und Gesundheit gibt, sowie die therapeutische und gesundheitsfördernde Wirksamkeit von Betätigung. Auch Angelika Maurer, eine Ergotherapeutin des DVE sagt in der Pressemitteilung vom 22.06.2015: "Der Ansatz der Ergotherapie hebt sich von allen anderen medizinischen Herangehensweisen dadurch ab, dass wir Ergotherapeuten die individuellen Bedürfnisse der Menschen, die zu uns kommen, in den Mittelpunkt unserer Betrachtungen stellen. Wir versetzen sie in die Lage, den für sie wichtigsten Betätigungen (wieder) nachzugehen."

3.4 Arbeitsfelder und ergotherapeutische Leistungen

In Deutschland werden ergotherapeutische Leistungen in ambulanten, teilstationären und stationären Einrichtungen angeboten. Es gibt momentan ca. 35.000 Berufsangehörige. Über die Anzahl der Ergotherapeuten, die in den einzelnen Versorgungsbereichen arbeiten, kann keine Aussage getroffen werden, da es keine genaue Gesamterfassung darüber gibt. Die Kuration ist immer noch aktuell das klassische Feld der Ergotherapie. Dort sind die meisten Therapeuten im Bereich der Neurologie, Pädiatrie, Orthopädie, Traumatologie sowie der Psychiatrie angesiedelt. Des Weiteren haben Ergotherapeuten in der medizinischen und beruflichen Rehabilitation ihren festen Platz im therapeutischen Team. Zusammenfassend kann gesagt werden, dass ergotherapeutische Leistungen bisher vorranging in den Bereichen Kuration und Rehabilitation erbracht werden.

3.5 Zukunftsaufgaben der Ergotherapie für den Bereich der Prävention

Es stellt sich die Frage, warum die Ergotherapie trotz ihrer Voraussetzungen und Möglichkeiten noch kaum in der Prävention und Gesundheitsförderung wahrgenommen wird. Und durch meine eigene Berufserfahrung ist ihr gesamtes Behandlungsspektrum auch in den anderen Arbeitsbereichen noch zu wenig bekannt. Eine Antwortmöglichkeit kann in der derzeitigen Struktur der Ausbildung liegen. In Sachsen haben die klassischen Aufgaben der Kuration die größte Bedeutung. Des Weiteren ist in der Ausbildung die Lehrerbildung ein Problem. In den Berufsfachschulen für Ergotherapie sind akademisch gebildete ergotherapeutische Lehrkräfte die Ausnahme. Der Lehrplan von Sachsen betrachtet die gesamte Ausbildung außerdem aus einer pathogenetischen Perspektive, der salutogenetische Blickwinkel kommt deutlich zu kurz. Die Pathogenese beherrscht also das Denken der derzeitigen Lehrkräfte und Auszubildenden. Hier spielt neben der aktuellen Berufspraxis, die stark pathogenetisch ausgerichtet ist, auch der Bildungsbegriff der Lehrkräfte eine Rolle. Es besteht ein Unterschied, ob vorrangig für die derzeitige Berufspraxis gelehrt wird oder ob die Lehrkräfte auch bestrebt sind, die Verantwortung für die zukünftigen Entwicklungen der Ergotherapeuten zu übernehmen. Die Konsequenz aus diesen Erkenntnissen müsste also sein, die gesamte Ausbildung viel konkreter auf den Bereich Prävention und Gesundheitsförderung auszurichten. Analog der ergotherapeutischen Behandlungsverfahren, die mit jeweils 100 Unterrichtsstunden ausgestattet sind, sollte dieser Bereich in der Ausbildung ausgeweitet werden. Diese Stundenanzahl steht zur Verfügung und kann aus den zur Verteilung stehenden Unterrichtsstunden genommen werden. Mit einer derartigen Stundenanzahl ist es nach der Ausbildung den angehenden Ergotherapeuten auch möglich, neben anderen Professionen präventive Angebote zu entwickeln.

4 Zusammenfassung und Schlussfolgerung

Zu Beginn dieser Arbeit stand die Frage, ob die Ergotherapie mit den eigenen Möglichkeiten und unter Betrachtung der derzeitigen gesundheitswissenschaftlichen Einflüsse in der Prävention und Gesundheitsförderung ihren Platz finden kann. Diese Frage wurde aus zwei Richtungen betrachtet: 1) Stellen die grundlegenden Annahmen der Ergotherapie, die Modelle und der Gegenstand der Betätigung eine Grundlage für die Arbeitsfelder Prävention und Gesundheitsförderung dar? und 2) Sind die Ausbildungsinhalte und der Stundenumfang im Fach "Prävention und Rehabilitation" an die Anforderungen der praktischen Arbeit in der Prävention angepasst?

Wie bereits erarbeitet wurde, richtet die Ergotherapie ihren Blick auf eine (Wieder-) Herstellung von Körperstrukturen und -funktionen und aber viel mehr noch auf die Aktivität eines

Menschen und die damit verbundene gesellschaftliche Teilhabe. Gleichzeitig werden Kontextfaktoren in der Ergotherapie mit einbezogen. Damit erklärt die Ergotherapie diese Bereiche zu ihren Spezialgebieten und verinnerlicht das biopsychosoziale Gesundheits- und Krankheitsverständnis. Diese Bereiche treffen sich mit denen der Gesundheitswissenschaften, die sich stark mit den Wechselwirkungen von Mensch und Umwelt sowie die Bedeutung für Gesundheit und Krankheit beschäftigen. Die Auswirkungen einer gelungenen Beziehung zwischen Mensch und seiner sozialen sowie ökonomischen und ökologischen Umwelt auf die Gesundheit sind gut erforscht und bestätigt. Auch im salutogenetischen Denken spielt dieses eine zentrale Rolle und ist somit eine zentraler Anteil von Gesundheit. Diese Grundannahmen lassen sich wiederum auch in den Praxismodellen der Ergotherapie finden. Dadurch kann die Ergotherapie präventive und gesundheitsfördernde Konzepte entwickeln und begründen. In einer bedeutsamen Betätigung kann ein Mensch demnach Lebenskompetenzen entwickeln oder ausbauen. Neben den Bereichen Ernährung, Bewegung und Stress sollte daher der Bereich der Betätigung z. B. in der individuenzentrierten Gesundheitsförderung ihren Platz bekommen. Dieses aufzuzeigen und zu nutzen sollte eine nahe Zukunftsaufgabe der Ergotherapie sein. Zur zweiten oben gestellten Frage ist zu sagen, dass das Ziel der Ergotherapie, die Handlungsfähigkeit in den Bereichen Selbstversorgung, Produktivität und Freizeit ist. Die Handlungsfähigkeit ist gleichzeitig im doppelten Sinne Gegenstand der Ausbildung: Die Auszubildenden erfahren in Selbsterfahrungsübungen und Praktika die Bedeutung sinnvollen und erfolgreichen Handelns an sich selbst und lernen auch, Handlung als Mittel für bestimmte Veränderungen und Entwicklungen einzusetzen. So werden Ergotherapeuten zu Praktikern, weil sie über ein Repertoire an Aktivitäten verfügen und diese gleichzeitig auch im präventiven und gesundheitsfördernden Bereich einsetzbar sind. Dafür ist natürlich auch das Wissen über Körperstrukturen und -funktionen wichtig. Denn aus Beeinträchtigungen in diesen Bereichen können sich Handlungseinschränkungen ergeben und deren positive Beeinflussung führt aber wieder zu einer besseren Betätigungsperformanz (Ausführung, Leistung). Dieses steigert im Ergebnis die Lebensqualität. Durch eine Betätigung, die die Selbstwahrnehmung verbessert, das Selbstbewusstsein stärkt und die Kommunikation verbessert, werden übertragbare Problemlösungskompetenzen entwickelt. Diese weisen über eine (Be-)Handlungssituation hinaus. So eingesetzt, wirkt eine Handlungserfahrung für den Menschen gesundheitsfördernd, weil sie hilft, Lebenskompetenzen aufzubauen.

Es bleibt festzuhalten, dass die Ergotherapie mit ihren Wirkannahmen an der Schnittstelle zwischen Medizin und Sozialwissenschaften steht. Ihr Gesundheitsverständnis und ihre Zielrichtung sind durch ihre Modelle salutogenetisch. Der Patient wird umfassend, mit dem Anspruch der Ganzheitlichkeit, betrachtet. Ergotherapeuten schauen auf die Ressourcen von Menschen und versuchen diese zu entwickeln und zu sichern Lebenskompetenzen auszubauen. Die Mittel der Ergotherapie haben Lebens- und Alltagsbezug. Es werden die Aktivitäten eines Menschen genutzt und gesichert. Ergotherapeuten wissen die Bedeutung einer kompletten Handlung für den Aufbau der Handlungsfähigkeit eines Menschen. Des Weiteren sind sie pädagogisch und psychologisch umfassend ausgebildet (siehe Auszug Sächsischer Lehrplan für die Berufsfachschule) und durch die Arbeitspraxis geübt in der personenbezogenen Dienstleistung. Dies sind alle gute Voraussetzungen, um im Bereich der Prävention und Gesundheitsförderung zu arbeiten. Meine Arbeit ist ein Teil der gesamten Diskussion zu diesem Thema. Darauf aufbauend könnte überlegt werden, welche eigenen Präventionsangebote die Ergotherapie entwickeln könnte; auch um ihre Stellung im Gesundheitswesen und ihre Identität weiter zu festigen.

Bibliographie:

- Deutscher Verband der Ergotherapeuten E. V. , Artikel, Pressemeldung vom 22.06.2015, "Ergotherapie: Warum Betätigung gesund macht und gesund hält" (www.dve.info/de/service/presse/artikel/article/ergotherapie-warum-betaetigung-gesund-macht-und gesund-haelt.html)

- Freistaat Sachsen, Sächsisches Staatsministerium für Kultus, Lehrpläne für die Berufsfachschule, Ergotherapeut/Ergotherapeutin, Berufsbezogener Bereich, Klassenstufen 1 bis 3, in dieser Form seit dem 01. August 2012 gültig (www.schule.sachsen.de/lpdb/web/downloads/lp_fs_ergotherapeut_2004_2012.pdf?v2)

- Ottawa-Charta zur Gesundheitsförderung, 1986 (www.euro.who.int/_data/assets/pdf_file/0006/129534/Ottawa_Charter_G.pdf)

- "Prävention und Gesundheitsförderung in der Ergotherapie-Ausbildung, Eine neue Herausforderung für Lehrende und Lernende", herausgegeben von Nicola Thapa-Görder und Joachim Rottenecker, 1. Auflage, 2010 erschienen im Schulz-Kirchner Verlag GmbH, Idstein

- Pschyrembel Klinisches Wörterbuch, 256. Auflage, 2004 erschienen im Walter de Gruyter - Verlag

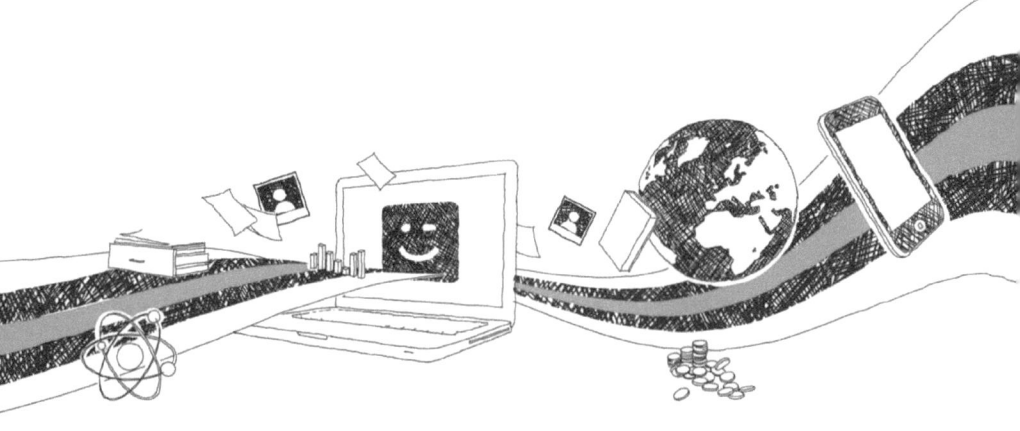
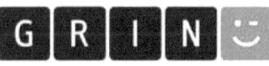